OBSERVATIONS

SUR LES OBSTACLES

QUI S'OPPOSENT AUX PROGRÈS

DE L'ANATOMIE.

Par M. Tenon, Professeur Royal au Collége de Chirurgie, de l'Académie Royale des Sciences.

Multa viderunt recentiores in corpore humano veteribus ignota , at quàm multa relicta funt pofterorum induftriæ quæ nos adhuc fugiunt. Manget.

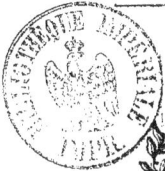

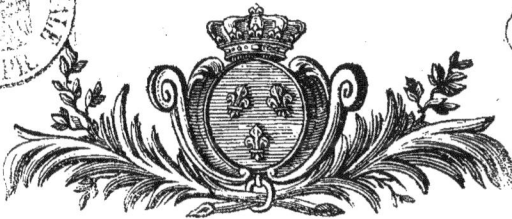

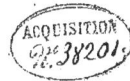

A PARIS,

De l'Imprimerie de Ph.-D. Pierres, Premier Imprimeur Ordinaire du Roi, &c.

M. DCC. LXXXV.

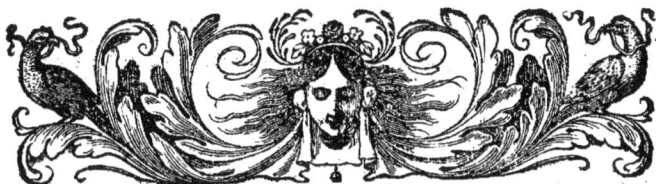

OBSERVATIONS

SUR LES OBSTACLES

QUI S'OPPOSENT AUX PROGRÈS

DE L'ANATOMIE.

UNE opinion commençoit à fe répandre; on vouloit établir
que l'Anatomie ne laiffe prefque plus rien à defirer; qu'elle
eft en quelque forte une fcience épuifée. Les Anatomiftes
n'en jugent pas ainfi; mais des hommes confidérables, par
l'étendue de leurs connoiffances, ont embraffé cette maniere
de penfer, & ils fe font efforcés de l'accréditer. On a pu
craindre qu'elle ne prévalût fur la vérité, & que le Public
n'en fouffrît; voilà ce qui a donné lieu aux Obfervations
fuivantes.

Pour juger de leur utilité, jettons un coup-d'œil fur les
fecours que nous tirons de l'Anatomie.

CHAPITRE I.

De quelques-uns des secours que l'homme retire de l'Anatomie.

E n réfléchiffant fur l'Anatomie, on ne peut s'empêcher de voir qu'elle eft la bafe effentielle de l'art de guérir. Elle éclaire en effet cet art, & fur le véritable fiége qu'occupe le mal (*A*) *, & fur certaines caufes qui le produifent (*B*), & dans certains cas fur les moyens d'y remédier. Elle guide le Chirurgien dans ces opérations, ces incifions, ces cautérifations difficiles (*C*), qui ne fe préfentent que trop fouvent dans le cours de la pratique.

Elle étend fes bienfaits fur les Citoyens de tous les âges & de tous les ordres.

Les accidens variés, qui accompagnent notre naiffance, font, par elle, furmontés heureufement, & pour la mère, & pour l'enfant.

Dans les armées, où la Chirurgie eft fi active, combien l'Anatomie ne porte-t-elle pas de fecours efficaces ? Soit qu'elle y fufpende à propos l'extraction des corps étrangers lancés du dehors; foit qu'elle indique habilement les endroits par où l'on peut les dégager avec moins de douleur pour le bleffé, & plus de fûreté pour l'opération, toujours elle détermine de prudentes & de falutaires incifions; elle fait conferver les tendons , leurs gaînes, les ligamens qui les

---

* Voyez les Notes à la fin de ce Mémoire.

retiennent ; elle s'oppofe à la feƈtion des troncs nerveux & artériels, dont elle apprend à diftinguer la diftribution , & à refpeƈter l'importance ; elle préfide au traitement des fraƈtures , des luxations , des plaies de toutes efpèces , & des hémorragies qui les accompagnent fi fouvent. Quels fecours enfin n'en tirons-nous point dans cette multitude d'opérations infolites, que néceffitent, après un jour de bataille, tous ces coups différens d'armes à feu & d'armes blanches, plus ou moins dangereux fuivant les parties qui ont été intéreffées, la direƈtion dans laquelle elles ont été frappées, l'étendue & la profondeur de leurs bleffures ?

L'Anatomie ne s'occupe pas feulement de notre confervation ; elle furveille encore notre honneur. L'innocent dans les fers les voit brifer, parce que cette fcience apprend qu'il n'a pu porter une main meurtrière fur un homme qu'une mort naturelle a feule frappé ; la Juftice èn reconnoît l'utilité, & le Magiftrat fe félicite de ce qu'elle lui épargne une trop funefte erreur.

En faudroit-il davantage, quand même l'Anatomie feroit encore plus avancée, pour s'y appliquer fans relâche, & fatisfaire également, par une étude fuivie, au befoin de chaque génération ? Non fans doute ; & que feroit-ce fi cette Anatomie, fi néceffaire à la fociété, préfentoit une foule de recherches plus avantageufes les unes que les autres ?

CHAPITRE II.

L'Anatomie n'est point aussi avancée que l'ont pensé, dans ces derniers tems, quelques personnes, d'ailleurs fort instruites.

Nous en sommes encore, disoit le Philosophe *Fontenelle*, *à deviner comment nous sommes faits.* Il en est souvent ainsi des objets les plus utiles à notre bonheur, on les attend longtems. On ne fait que commencer à bien connoître l'art de tirer les farines du grain & de fabriquer le pain. Si l'on en croit l'infatigable *Morgagni*, l'un des plus grands Anatomistes de ce siécle, jamais on ne parviendra à traiter l'Anatomie à fond, parce qu'elle est inépuisable. *Haller*, après avoir sondé les difficultés qu'elle présente, les besoins qu'elle éprouve, remarque que malgré tous les efforts d'un Anatomiste, il ne sauroit dans l'espace de vingt années examiner complettement toutes les parties du corps d'un animal, tant cette étude est immense. Il observe que les veines ne sont encore que peu connues; il avoue que le labyrinthe des nerfs n'est point développé, & que l'on n'est point entré jusqu'ici dans le détail des parties les plus déliées qui composent les viscères, les glandes, &c. Il avoit imaginé un moyen pour avancer cette science; il donnoit, étant à Gottingen, à chacun de ses principaux disciples, un sujet difficile d'Anatomie à traiter; ceux-ci s'y exerçoient durant deux hivers, & le publioient à la fin de leur licence. Cette attention, dit cet Homme illustre, contribuoit à leur gloire , & augmentoit de leurs propres diffections mes connoiffances.

On ne pourroit, ajoute-t-il , fe fervir d'un moyen plus efficace pour porter l'Anatomie à fon point de perfection. Il fouhaitoit qu'une Académie riche s'occupât d'un pareil foin , pendant un fiècle , & fur-tout comme à Gottingen , en propofant un prix public qui exciteroit l'émulation & l'activité. Telle eft à-peu-près l'opinion des plus fameux Anatomiftes fur le fujet qui nous occupe.

Mais l'Anatomie a fait tous les progrès dont elle eft fufceptible, difent quelques perfonnes , qui fans doute n'auront point affez médité ce qui la concerne.

Oui, certes , elle a fait de très-grands progrès, mais dans les objets les plus apparens , dans ceux qui fe préfentent les premiers fous la main ; & encore jufqu'à quel point ces premiers objets eux-mêmes font-ils connus ? On fait quelle eft la direction des mufcles , par exemple , pour l'homme fait, dans l'inaction , lorfqu'il eft debout ou fitué horifontalement ; mais qui les a étudiés dans les autres pofitions où ils peuvent fe trouver quand il agit ? Et pour ne point pouffer trop loin l'examen à ce fujet, dans le Gladiateur, dans le Porte-faix lorfqu'il eft chargé d'un pefant fardeau ? qui s'eft affuré des changemens qu'ils éprouvent dans les différens états où il faut qu'ils paffent , pour que l'homme puiffe fe mettre dans ces diverfes attitudes? Qui a jamais déterminé l'analogie , ou faifi la différence que préfente un même mufcle confidéré dans l'homme , dans la femme, dans l'enfant, dans le vieillard ? Quel Anatomifte connoît la ftructure de la fibre mufculaire, celle de la fibre tendineufe , les moyens d'union de ces deux fibres, les différences qui fe rencontrent entre les faifceaux dont les mufcles font compofés ? Qui fait feulement quel eft le poids du fyftême mufculaire, du fyftême des os, du tiffu cellulaire, &c, comparés avec celui total du corps de l'homme, de la femme; foit en fanté, foit après la maladie, & confidérés à différens âges ?

L'Anatomie a fait de très-grands progrès? Mais connoît-on encore, malgré les efforts incroyables de ceux qui l'ont cultivée, les vaiffeaux de la matrice ? Se doute-t-on de leurs rapports avec ceux des parties environnantes ? de toutes les communications des artères & des veines des principaux vifcères du bas-ventre, avec les diftributions de l'aorte & de la veine-cave fupérieure, objets cependant fi intéreffans pour les maladies de la poitrine, du col, de la tête & de l'abdomen ? Connoît-on, pour changer d'objets, les organes moteurs de l'iris, d'où procède l'humeur aqueufe ? Sait-on quels font les organes fecréteurs du mucus noir, de l'uvée & de la choroïde ? S'eft-on feulement affuré de la forme, ainfi que de la capacité des cavités médullaires des grands os, dans quels os elles font plus étroites au milieu, plus larges en haut, plus étroites en bas, ou plus larges en bas, & plus étroites en haut ? Sait-on comment & dans quel ordre fe développent la boëte du crâne, les alvéoles où croiffent les dents, les influences que le développement de ces boëtes offeufes ont elles-mêmes fur l'accroiffement de quelques parties, & quelle eft la deftination de plufieurs de nos organes ? Je dis plus, quelles connoiffances avons-nous même fur l'Anatomie pathologique, cette autre Anatomie qui découvre ce que la maladie introduit de changement dans la pofition, le volume & la ftructure naturelle des parties du corps humain, & qui, d'une néceffité abfolue dans la pratique,

demanderoit

demanderoit que quelques Savans s'y livraffent uniquement? Comment auroit-elle reçu les accroiffemens dont elle eft fufceptible, puifque fes progrès dépendent de ceux de la Phyfique, de la Chimie, qui en ont fait de confidérables depuis quelques années, & qui en annoncent de plus grands encore? Que fait-on enfin fur l'Anatomie comparée des oifeaux, des quadrupèdes, des reptiles, des amphibies, des poiffons? A-t-on, à leur fujet, autre chofe que des apperçus? Ne font-elles pas toutes au berceau? N'attendent-elles pas que les Compagnies favantes les favorifent? Ces Compagnies ont follicité des voyages à Caïenne, au Pérou, au Nord, pour y prendre des connoiffances relatives au pendule, à la forme de la terre. Maintenant il s'agiroit de pénétrer dans l'homme, dans les animaux; & les recherches qu'offrent ces objets, quoique plus près de nous, ne feroient point auffitôt terminées fans doute que celles des *Richer*, des *Lemonier*, des *Clairault*, des *Bouguer*, parce qu'elles font d'un ordre moins acceffible, & infiniment plus étendues.

CHAPITRE III.

Où l'on infifte fur les recherches à faire en Anatomie, &
où l'on fait entrevoir l'immenfité de cette fcience.

MAIS pour mieux juger encore de l'état préfent de l'Anatomie; pour fe mieux convaincre de fon immenfité; pour mieux s'affurer au moins d'une partie de ce qu'il y auroit à rechercher afin de la porter à un plus haut degré de perfection, confidérons

B

ce dont pourroient s'occuper des Anatomistes, tels que nous les concevons. Nous en concevons de trois espèces : *des Anatomistes à recherches naturelles, des Anatomistes à recherches pathologiques, & des Anatomistes consacrés tout entiers à l'enseignement.*

§. I.

De l'Anatomiste à recherches naturelles.

L'ANATOMISTE à recherches naturelles trouve un champ vaste à parcourir dans la description pure & simple du corps humain, & dans celle des animaux, c'est-à-dire dans *l'Anatomie directe,* & servant de base aux autres Anatomies ; & dans *l'Anatomie comparée,* proprement dite, ou celle qui traite de la structure naturelle des animaux, rapportée à la structure naturelle de l'homme. Ajoutons que cette Anatomie directe sert encore de terme de comparaison à *l'Anatomie pathologique,* nous voulons parler de cette Anatomie si importante, qui s'occupe du désordre que la maladie a introduit dans l'organisation des divers corps animés.

C'est sur-tout à l'Anatomiste à recherches naturelles qu'appartient l'étude des fonctions & des usages de toutes les parties du corps humain ; cette étude seroit immense ; elle est augmentée par la nécessité de saisir les objets qui échappent à ses regards, de se procurer des méthodes nouvelles qui les mettent en évidence. Il doit perfectionner les anciens moyens de recherches. Combien l'art des injections n'en feroit-il pas susceptible ? soit qu'on l'envisage par rapport aux vaisseaux sanguins, aux vaisseaux lymphatiques, aux tuyaux excrétoires, & même par rapport à certaines cavités du corps, defquelles il feroit avantageux de connoître la capacité & la configuration?

Nous dirons la même chofe des macérations & des corrofions. On ne connoît point affez les impreffions différentes de diverfes fubftances fur les parties que nous pourrions foumettre à leur action; nous ne connoiffons point affez ce qui les durcit, ce qui les affouplit ou les fond; ce qui leur donne de l'élafticité, ou qui de molles & vifqueufes les rend fonores; ce qui leur donne de la tranfparence, ou qui les en prive, qui accroît ou diminue leur volume, change leurs couleurs, & produit ces divers effets en plus ou moins de tems.

Et quand, par ces différentes induftries, l'Anatomifte à recherches naturelles ne peut obtenir le fecret de la nature, il doit encore effayer de le furprendre, dans l'homme & les animaux morts, de tous les âges & de tous les fèxes, & fur-tout dans les animaux mourans ou pleins de vie: genre de recherches très-recommandé, mais auquel on ne s'eft prefque point encore livré (*D*).

Quels avantages ne recueilleroit-on pas des travaux de l'Anatomifte ainfi adonné à des recherches naturelles? Ils préfenteroient des connoiffances exactes & bien néceffaires aux Phyfiologiftes; car il eft évident, fuivant la remarque d'*Haller*, que l'on ne fauroit porter un jugement certain fur la plupart des fonctions d'un corps animé, fi l'on n'en connoît parfaitement la ftructure; ils guideroient plus fûrement les Médecins, les Chirurgiens livrés à la pratique de l'art de guérir. Ils avanceroient l'Anatomifte à recherches pathologiques, en ce qu'ils lui procureroient une bafe naturelle plus exacte, à laquelle celui-ci n'auroit plus qu'à rapporter fes obfervations, fur les défordres que la maladie auroit occafionnés, dans les parties analogues qu'il compareroit. Ils ferviroient de même aux fuccès de l'Anatomifte enfeignant, à ceux des perfonnes occupées des progrès & de l'exercice de l'art vétérinaire. Enfin, par les mêmes travaux, l'Anatomifte à recherches naturelles feroit d'un grand fecours aux Peintres, aux Sculpteurs, en ce qu'il leur feroit connoître des formes plus exactes & plus pures ; il offriroit aux Mécaniciens des modèles fans nombre de conftructions ingénieufes encore inconnues, & peut-être préférables à quelques-unes de celles que l'Anatomie, moins approfondie, a déja procuré à la Mécanique (E).

Il feroit utile aux arts qui emploient les cheveux, les poils, les laines & les autres fubftances cornées, par les recherches très-étendues qu'il y auroit à faire fur ces productions, par-conféquent aux arts fondés fur le feutrage & le tiffage. Il étendroit nos lumieres fur l'Optique, fur l'Acouftique. L'Anatomifte à recherches naturelles nous inftruiroit de certaines différences plus ou moins ordinaires, auxquelles font fujettes les diverfes parties de notre corps. Or, de ces différences, quelques-unes, & ce font les principales, peuvent être regardées comme autant de formes & de types capitaux ; les autres, & ce font les moins ordinaires, peuvent être confidérées comme des modifications de ces premiers types (F). Cet Anatomifte jet-teroit encore un certain jour fur ce qui regarde les poids & les mefures répandus chez la plupart des peuples, en remontant aux étalons dont ils dépendent, & dont le plus grand nombre eft tiré du corps humain : objet d'une fécondité inattendue. Combien d'autres recherches enfin n'auroit-il point à faire ?

L'Anatomie envifagée de la forte, eft une clef des autres fciences phyfiques ; on l'a trop reftreinte fans doute quand on ne l'a cultivée que relativement à l'art de guérir, quand on l'a laiffée aux mains feules des Médecins & des Chirurgiens: elle demanderoit des hommes capables de l'embraffer dans toute fon étendue, & qui, uniquement dévoués aux études & aux travaux infinis qu'elle préfente, puffent la porter à la perfection dont elle eft fufceptible.

L'établiffement & l'inftitution des Anatomiftes à recherches naturelles exigeront néceffairement quelques précautions ; qui mieux que mes confrères pourroit les indiquer ? Si nous raportions dans un troifième Mémoire nos remarques à ce fujet, ce feroit feulement pour les foumettre à leur jugement, & profiter en même temps des obfervations & des vues qu'ils voudroient bien nous communiquer. Et ce feroit encore un moyen pour hâter davantage les progrès d'une fcience dont ils connoiffent l'importance, & qu'ils honorent affurément par leurs talens & par les découvertes qu'ils y ont faites.

§. II.

De l'Anatomifte à recherches pathologiques.

LES travaux de l'Anatomifte à recherches pathologiques commencent au terme où finiffent ceux de l'Anatomifte à recherches naturelles ; ils font plus vaftes encore que ceux de ce dernier. En effet, le Pathologifte a befoin de la connoiffance bien ordonnée de la ftructure de l'homme, pour y comparer les changemens que la maladie y auroit occafionnés. Il ne fauroit y avoir de méthode plus fûre, pour juger de la nature & des progrès de ces changemens, que cette comparaifon d'une ftructure naturelle, avec une ftructure viciée. Ces deux états mis en oppofition d'après les divers degrés naturels

& morbifiques, ne feroient point une fcience différente de celle que nous cultivons, mais lui donneroient une face nouvelle, bien autrement étendue & importante à connoître.

Tout ce travail porte entiérement fur l'Anatomifte à recherches pathologiques. Celui à recherches naturelles ne peut s'en occuper; car fi l'on veut qu'il avance la partie qui lui eft confiée, il doit s'abftenir abfolument de l'exercice de l'art de guérir: c'eft ce qui fera prouvé au Chapitre 6. Sans la pratique de cet art qui met à portée de faifir les caufes, les fignes de la plupart de nos maux fur l'homme vivant, on ne fauroit lier ces caufes, ces fignes, avec les défordres particuliers que nous découvrons par la diffeétion dans l'homme mort; il feroit impoffible d'en tirer les conféquences utiles à la pratique: ainfi l'étude de la Pathologie ne fauroit être confiée qu'à celui qui concilie la pratique, avec la diffeétion des organes dénaturés par la maladie. Le fimple Praticien qui ne difféqueroit pas, le fimple Anatomifte qui ne pratiqueroit pas, n'y font point propres; ils fourniroient tout au plus des obfervations incomplettes; & c'eft ce dont nous n'avons que trop d'exemples (G).

Mais le Pathologifte rencontre une difficulté qui lui eft particulière, & qui retarde fes progrès. Il faut, pour fe livrer à fes études, que la nature lui offre des défordres apparens qu'il puiffe développer par fes remarques & fes diffeétions; ce qu'elle ne lui préfente que rarement. Auffi il a recours à deux expédiens, à des expériences fur des animaux vivans, & aux obfervations pathologiques publiées par les Auteurs qui l'ont précédé.

Les expériences fur les animaux vivans ont ces avantages que l'on peut les multiplier, en arrêter ou fuivre la marche, facrifier ces animaux à fon gré, & faifir ce qui fe fera opéré en eux à chaque état différent du mal. C'eft ainfi qu'on peut fonder l'étendue des forces de la nature par des fouftractions plus ou moins confidérables; fouftractions qui faffent connoître jufqu'où elle peut fe fuffire, & les moyens non-moins étonnans que variés qu'elle emploie pour fe réparer. On ne fauroit difconvenir que toute cette partie ne laiffe infiniment à défirer.

Les nombreufes obfervations pathologiques de *Morgagni*, publiées dans fon immortel ouvrage *des Caufes & des Signes des maladies reconnues par la diffection*; celles qui ont été raffemblées par *Théophile Bonnet* * ; celles de *Lieutaud* ** ; toutes celles qui font éparfes dans les Recueils des Académies, dans les Journaux, dans les Obfervateurs de Médecine, de Chirurgie & dans les Ouvrages des Anatomiftes, attendent quelques hommes mûris par une grande pratique & perfectionnés à l'aide de nombreufes diffections des parties malades, pour comparer ces faits, les difcuter judicieufement, les claffer & en tirer des réfultats qui puiffent s'appliquer au traitement des maladies. Quel plus fûr moyen de contribuer à l'avancement de la Chirurgie opérative! Mais quel vafte champ à défricher, & quelles mains font dignes d'un pareil travail!

---

* *Sepulcretum anatomicum.*
** *Hiftoria anatomico-medica.*

§. III.

De l'Anatomiſte enſeignant.

Ce que nous venons de dire ſur l'Anatomie directe & ſur l'Anatomie pathologique, prépare déja des ſecours à l'Anatomiſte enſeignant; néanmoins la tâche de ce dernier ſera encore ſuffiſante pour occuper un homme laborieux & plein de ſes devoirs. Il doit ſe procurer les méthodes les plus propres à hâter l'inſtruction. Il doit faire connoître les procédés à l'aide deſquels nous préparons chaque partie du corps humain, & comment on les rend plus apparentes; il doit marquer celles qui ſont bien connues, & ſur leſquelles il ne reſte plus aucun doute : peut-être trouveroit-on qu'il n'y en a point qui ſoient entièrement éclaircies! C'eſt encore lui qui parlera de celles qui ne ſont connues que juſqu'à un certain point, & ſur leſquelles on eſt partagé d'opinion. Il apprendra pareillement à ſes élèves quels ſont, par rapport à ces dernières, les points débatus; quelles ſont enfin celles que l'on ne connoît point, & ſur leſquelles il y auroit de profondes recherches à faire (*H*). Il importe enfin qu'il leur indique les beſoins réels de l'art, pour qu'ils ne conſument pas le plus beau temps de leur vie à des recherches vaines & infructueuſes. Un Anatomiſte enſeignant eſt un guide, & il eſt du devoir d'un guide zélé, non-ſeulement de bien conduire dans les chemins dont on eſt ſûr, mais encore d'empêcher que l'on ne s'égare dans les routes dont on ne l'eſt qu'imparfaitement, & que l'on n'a point frayées.

Ce n'eſt pas tout, combien de préparations ſéches & molles, de planches, de deſſins, de morceaux d'Anatomie coupés, rompus

dans

dans tous les sens, ne doit pas se procurer un Anatomiste, pour démontrer ce qu'il faut qu'il enseigne? Plusieurs se sont fait une grande réputation à rassembler de ces collections, tant elles peuvent être nombreuses, & nécessiter de connoissances & de soins.

On doit encore s'aider de pièces artificielles faites en cire ; mais il faut en user avec beaucoup de prudence ; car les représentations des parties du corps humain à l'aide de la cire colorée n'imiteront jamais assez la nature, pour qu'un Anatomiste puisse se dispenser de la consulter ; elles manquent toujours par quelques endroits : couleur, transparence, flexibilité, tout cela ne se rend qu'imparfaitement (*I*). D'ailleurs les Sculpteurs qui ne sont point Anatomistes sont hors d'état de préparer les objets qu'ils voudroient représenter; ils ignorent l'Art si peu perfectionné & si important de faire des coupes qui mettent ces objets dans un beau jour, afin de les rendre plus apparens, & d'en mieux découvrir les rapports, la structure & les usages. Les Anatomistes qui de leur côté sont peu versés dans la sculpture, ne sauroient les modeler fidélement.

De ces coupes dont nous parlons, il y en a de généralement adoptées, mais auxquelles on s'est peut-être trop scrupuleusement asservi ; les autres ne sont guères que dans les mains de quelques personnes. Un travail intéressant seroit de les rassembler, de les mettre au jour, & même d'y en ajouter de nouvelles (*K*).

Enfin il paroît tous les ans des ouvrages nouveaux sur l'Anatomie. Ce Professeur doit encore s'assurer des découvertes qu'ils renferment, & quand il les a vérifiées, il doit les faire connoître, ainsi que les erreurs que contiennent ces mêmes ouvrages, afin de maintenir la saine doctrine. Pour terminer

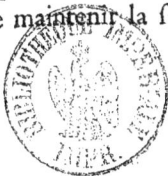

C

en un mot, nous ajouterons que c'eſt ſur un tel Maître que repoſe, en ce genre de connoiſſances, la ſûreté publique.

Tel eſt en général l'objet de nos recherches ; il eſt immenſe, & cependant ce n'eſt point ſon immenſité ſeule qui rend l'Anatomie ſi difficile ; ce ſont encore une foule d'obſtacles qui nous arrêtent & qui retardent nos progrès. L'expoſé en ſera auſſi ſuccinct que digne d'attention.

CHAPITRE IV.

Des obſtacles aux progrès de l'Anatomie.

Il y en a cinq principaux:

Le trop petit nombre de ceux qui s'y appliquent.

Les différentes occupations que ceux qui la cultivent ſont obligés de joindre à l'exercice de l'Anatomie.

L'impoſſibilité de ſe faire aider.

Le peu de fortune de ceux qui s'y deſtinent.

Enfin la difficulté de ſe procurer les cadavres néceſſaires à nos études.

Examinons chacun de ces obſtacles.

CHAPITRE V.

*Le trop petit nombre d'Anatomiſtes ne permet point de
cultiver l'Anatomie autant qu'elle en auroit beſoin.*

Premier obſtacle aux progrès de l'Anatomie.

Il répugne à l'homme d'étudier ſon organiſation. Nous n'examinons point la cauſe de cette répugnance, nous n'en conſidé-
rons que l'effet ; nous ne chercherons point ſi elle dépend de
l'averſion peu réfléchie pour le ſang, d'une certaine ſuſcepti-
bilité à l'impreſſion des odeurs déſagréables, ou ſi elle ne vien-
droit point de ce que l'aſpect d'un cadavre rappelle ſans ceſſe
à la penſée le terme de la vie & l'image affligeante de notre
deſtruction. Nous n'enviſagerons point non plus, ſi toutes ces
cauſes & les inquiétudes qu'elles font naître, ne ſont pas
encore exagérées par l'imagination. Ces recherches, quelqu'in-
téreſſantes qu'elles ſoient, ſeront écartées, elles nous jette-
roient dans des détails trop conſidérables ; il ſuffira de remarquer que la philoſophie demandoit que l'homme étudiât ſa
ſtructure, parce qu'il eſt peu de connoiſſances qui le touchent
d'auſſi près, & dont il tire plus de ſecours : mais il ſe refuſe en
général à cette invitation. La jouiſſance du moment prévaut,
hélas! dans preſque tous les eſprits, ſur les avantages & le bien-
être du reſte de la vie.

Or c'eſt cette répugnance preſque générale pour l'Anatomie
qui empêche de s'y livrer, & nous pourrions démontrer que l'on
ne citeroit pas trois perſonnes autres que des Médecins
ou des Chirurgiens qui s'y ſoient appliquées, & qui l'aient avan-

C 2

cée, depuis le renouvellement des fciences. L'illuftre *Stenon*, Anatomifte Danois, grand-oncle d'un homme aufli illuftre, de *Winflow*, de l'Académie des Sciences de Paris, & l'un de fes ornemens, frappé comme nous du petit nombre de perfonnes adonnéés à cette étude, en comparaifon de celles qui cultivent la Chimie, en faifoit la remarque aux Savans qui s'affembloient chez M. *Thevenot* *, dans la vue de les intéreffer au fort de l'Anatomie, & de juftifier les Anatomiftes de la lenteur de fes progrès.

CHAPITRE VI.

Les différentes occupations que ceux qui fe livrent à l'Anatomie font obligés de joindre à l'exercice de cette fcience, font autant d'obftacles qui retardent fes progrès.

Il faut écouter *Stenon* fur cet article, & c'eft de lui que nous empruntons ce qui fuit :

« Ceux (dit cet homme célèbre) qui s'adonnent à l'Anatomie » font Médecins ou Chirurgiens ; ils font obligés les uns & les » autres à voir leurs malades, & dès qu'ils ont acquis quel-» ques connoiffances & quelque réputation, ils ne peuvent » plus donner le temps néceffaire aux recherches ; & des re-» cherches de cette nature veulent un homme tout entier qui » n'ait que cela à faire. Celui même (continue-t-il) qui fait

* Difcours fur l'Anatomie du cerveau.

» profeſſion d'enſeigner l'Anatomie, n'y eſt pas propre, il eſt
» obligé à des démonſtrations publiques qui l'empêchent de
» s'engager à cette application; car chaque partie pour être bien
» examinée demande tant de temps, & une telle application
» d'eſprit, qu'il faut qu'il quitte tout autre ouvrage & toute
» autre penſée pour vaquer à celle-là: ce que la pratique ne per-
» met pas aux Médecins ni aux Chirurgiens, non plus que les
» démonſtrations anatomiques à ceux qui en font profeſſion ».

Les preuves ſur leſquelles il ſe fonde par rapport aux derniers, ſont:

« Qu'encore que les Anatomiſtes ouvrent mille corps dans
» les écoles, c'eſt un pur haſard s'ils y découvrent quelque
» choſe. Obligés de démontrer les parties ſelon qu'elles ſont
» connues par leurs prédéceſſeurs, ils ſuivent une certaine
» méthode; les recherches au contraire n'admettent aucune
» méthode, mais elles veulent être eſſayées par toutes les ma-
» nières poſſibles. Il faut couper les autres choſes pour démon-
» trer celles qu'on demande; au contraire les recherches de-
» mandent qu'on ne coupe point la moindre partie ſans l'avoir
» examinée auparavant, encore faut-il quelque fois des années
» entières, pour découvrir ce qui peut enſuite être démontré
» aux autres dans l'eſpace d'une heure. De ſorte (continue-t-il)
» que ceux qui ont profeſſé l'Anatomie juſqu'à cette heure,
» n'auroient pas pu réuſſir à des recherches; *& ce n'eſt pas leur*
» *faute que l'Anatomie n'ait pas fait plus de progrès depuis tant*
» *de ſiècles.* »

Cette déclaration d'un auſſi grand Maître toucha les Savans
qui l'entendirent, & l'on fut convaincu que l'Anatomie n'avoit
point aſſez de coopérateurs; on fit plus, on penſa qu'il lui
manquoit d'être exercée par des perſonnes qui, en lui ſacrifiant

un loifir fuffifant , puffent s'y dévouer entièrement, ainfi qu'on en voit qui fe livrent à l'étude de la Chimie , des Mathématiques , de l'Aftronomie &c. En un mot le difcours de *Stenon* fit une telle impreffion fur les efprits , que lorfqu'on créa quelque temps après l'ancienne Académie , tout fe trouva difpofé pour qu'on y appellât l'Anatomie , & qu'on formât pour elle une claffe particulière.

Pecquet déja immortalifé par la découverte du réfervoir du chyle qui porte fon nom , *Gayant* , le Profeffeur public & particulier le plus diftingué à Paris , furent choifis : on y reçut Claude *Perrault.* Les efforts de Pecquet étoient faits ; *Gayant* Chirurgien des armées mourut à Maëftricht au fervice du Roi. *Perrault* fe donna prefque tout entier à l'étude de cette fcience ; il montra par fes nombreufes diffections ce que l'on pouvoit attendre d'un homme de génie qui s'y dévoue. Il périt après avoir difféqué le cadavre infect d'un Chameau.

Ainfi les premières tentatives faites pour hâter les progrès de l'Anatomie furent déconcertées par ces funeftes évènemens.

On continua cependant de la protéger. Les démonftrations qui avoient été fufpendues, furent reprifes au Jardin du Roi en 1672, c'eft-à-dire, fix années après l'inftitution de l'Académie des Sciences ; elle furent reprifes à la follicitation des Médecins *Fagon* & *la Chambre* ; on en chargea *Creffé* & *Dionis.* C'étoit la fuite de l'apparition que *Stenon* avoit faite à Paris, de l'intérêt qu'il avoit infpiré pour l'Anatomie. Tant il eft vrai que les vûes faines & profondes d'un grand homme , faifies par des efprits éclairés & par une Nation fenfible & généreufe , font capables , en l'animant , de produire les plus grands effets !

Cependant il s'éleva des reclamations contre la reprife des études au Jardin du Roi. Mais *Louis XIV*, à qui il fuffi-foit d'indiquer le bien pour qu'il le fentît & le voulût forte-ment, qui eût encore été un homme remarquable quand il n'auroit pas été couronné, fit enregiftrer fa déclaration en fa préfence ; & l'Anatomie fut enfin enfeignée gratuitement & à portes ouvertes.

De fon côté *Colbert*, fi bien entouré des *la Chambre*, des *Gallois*, des *Perrault*, en recevoit les impreffions qu'ils avoient prifes de *Stenon*, & les tranfmettoit au chef de la Nation ; car les grands & les bons Rois, comme les fages, Miniftres, ne fauroient tout favoir par eux-mêmes ; & le peuple qui profite des avantages de leurs inftitutions, ignore qu'il les doit affez fouvent à des perfonnes confommées, mais ignorées, dont les vues & les lumières devancent quel-quefois de plufieurs fiécles celles de leurs contemporains.

En 1699, l'Anatomie eut à l'Académie des Sciences fa claffe particulière, compofée de fept perfonnes, ainfi que chacune des autres fciences phyfiques & mathématiques ; on eut donc véritablement l'intention de la faire fleurir, parce que l'on croyoit avec fondement qu'elle en étoit fufceptible.

Science timide reléguée jufques-là dans l'obfcurité des ca-binets, des laboratoires, des amphithéâtres, elle fe montra enfin au grand jour. L'activité & le génie de *Méry* mis en ac-tion dans un Hôpital où les occafions de fe perfectionner re-naiffoient à tous momens, lui fournirent les moyens de répondre à ce que l'Aminiftration & l'Académie attendoient de lui. On s'habitua à fes fréquentes démonftrations. Il enrichit nos Mémoires d'un travail immenfe.

Duverney, que tous ces avantages encourageoient, paffionné

pour l'Anatomie, comme on ne manque guères de l'être lorfqu'on a foulevé le voile qui couvre la conftruction admirable du corps humain, mais doué d'une éloquence douce,
produifit cette fcience à la Cour, à la Ville. La curiofité d'une
part, le bon exemple de l'autre, aidés de la perfuafion qu'il
favoit infpirer, triomphèrent enfin des préjugés & de la répugnance. On fuivoit fes leçons comme on auroit fuivi un cours
ordinaire de Phyfique. Pourroit-on le croire fi fon hiftorien ne
nous en affuroit? Ses auditeurs les plus diftingués portoient
dans les cercles comme autant de curiofités, des pièces
fèches d'Anatomie que l'on faifoit circuler de main en main.
Mais ce qui eft plus intéreffant, on alloit au-devant des Anatomiftes dont on efpéroit quelques efforts; on excitoit leurs
recherches; les réfultats en étoient offerts dans les affem-
blées de l'Académie; & malgré la féchereffe des defcriptions anatomiques, la difficulté de faifir les détails dont
l'enfemble eft mal connu, malgré les idées défagréables que
ces objets préfentent à des imaginations délicates, le Public
n'en étoit point rebuté; on n'étoit occupé que de l'importance
du fujet, que de la majefté des opérations de la nature : on
s'élevoit à elle par les feuls degrés qui y conduifent.

Avec tous ces avantages, on n'en retomba pas moins par la
fuite dans les inconvéniens remarqués par *Stenon*. Ce ne
furent toujours que des Médecins & des Chirurgiens qui fe
livrèrent à l'étude de l'Anatomie; encore ces Médecins & ces
Chirurgiens, qui eux-mêmes s'y appliquoient en trop petit
nombre, étoient-ils, comme les Anatomiftes leurs prédécef-
feurs, entraînés les uns par la pratique de l'art de guérir,
les autres par l'enfeignement de l'Anatomie, ou de quelqu'autres parties de la Médecine ou de la Chirurgie. Détournés

fort

fort fouvent par cette raifon des études anatomiques,
pour fe livrer à d'autres occupations indifpenfables, il a été
impoffible que l'on fît en Anatomie toutes les découvertes,
& tous les progrès qu'affurément on y eût fait avec un plus
grand nombre de coopérateurs, & fur-tout avec des coopérateurs qui auroient été entièrement confacrés aux recherches naturelles, je veux dire à l'Anatomie directe, & à
l'Anatomie comparée.

CHAPITRE VII.

Impoffibilité que l'Anatomifte à recherches naturelles a
de fe faire aider.

Troifième obftacle à nos progrès.

Le Chimifte fe fait aider dans fes opérations par un autre Chimifte qui les furveille & les conduit ; le plus fouvent il n'a befoin que des réfultats & des produits de ces mêmes opérations,
pour établir fes conféquences & affurer fes découvertes. Il n'en
eft point ainfi de l'Anatomifte livré à des recherches, il faut
qu'il faffe tout lui-même ; un Profecteur * auquel il voudroit

---

* On nomme *Profecteur* celui que l'Anatomifte charge de difféquer les parties dont il
a befoin. Il peut être employé avec fruit par l'Anatomifte enfeignant, qui n'eft tenu
d'expofer que ce qui eft connu ; mais il feroit dangereux que l'Anatomifte à recherches
s'en fervît.

D

avoir recours pour le foulager, détruiroit ce qu'il eft important qu'il voie. Les découvertes anatomiques font quelquefois précédées d'indices à peine fenfibles qui les déclarent à l'œil attentif. L'Anatomifte doit examiner les différens objets dans tous les fens, les foulever, les tendre, les relâcher, les renverfer, les fouffler, les expofer à différens jours, &, lorfqu'il le faut, faire ufage des verres; enfin lorfqu'ils font de nature à s'affaiffer, les mettre à flot dans un fluide tranfparent où les plus petites fibres foulevées puiffent, en s'éloignant au moindre fouffle les unes des autres, permettre à l'œil de pénétrer dans leurs intervalles pour y faifir les corps qui s'y trouvent placés. Ces différentes manières de confidérer les parties du corps humain, préfentent quelquefois des rapports nouveaux, certaines propriétés effentielles à faifir, & qui mènent à des connoiffances que l'on perdroit, fi l'on confioit les diffections à quelques coopérateurs. Malheur à l'Anatomifte qui ne décriroit que d'après les préparations d'autrui! fon travail moins foigné, moins exaft, céderoit bientôt à celui d'un Anatomifte occupé enfuite des mêmes recherches & difféquant lui-même.

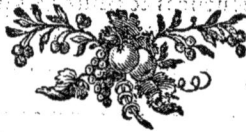

CHAPITRE VIII.

Le peu de fortune des Anatomiſtes, lorſqu'ils commencent à ſe livrer à des recherches, eſt un quatrième obſtacle à nos progrès.

LES gens riches ne s'adonnent point à l'étude de l'Anatomie ; les inquiétudes qu'ils en conçoivent pour leur ſanté les en éloignent. C'eſt un malheur qui retarde ſes progrès ; car cette ſcience exige de longues recherches, de longues méditations auxquelles on ne ſauroit ſe livrer ſans une ſorte de fortune ; d'ailleurs les livres d'Anatomie deviennent chaque jour d'un plus grand prix, attendu les gravures qui y ſont jointes. Il faut en outre aux Anatomiſtes quelques fonds applicables à l'emplette d'inſtrumens de Phyſique, relatifs à l'objet de leurs études, à l'acquiſition de cadavres humains, de cadavres d'animaux, même à l'acquiſition d'animaux vivans, ainſi qu'à l'entretien d'un Deſſinateur. Il leur faudroit encore un laboratoire de diſſections & d'expériences, conſtruit d'après certains principes, dont les uns favoriſeroient leurs recherches, & les autres contribueroient à la conſervation de leur ſanté. Or ce n'eſt qu'avec quelque fortune que l'on peut obtenir tous ces ſecours, & que l'on peut avancer dans les ſciences expérimentales. *Ariſtote & Harvée*, ſecondés dans leurs travaux par le Gouvernement de leur pays, donnèrent, l'un un plus grand eſſor à l'Hiſtoire naturelle des animaux, l'autre à l'Anatomie (*L*). Ceux au contraire qui s'adonnent à l'Anatomie, ne l'embraffent guères que pour s'en faire une foible reffource en l'enfeignant; mais ils l'abandonnent ordinairement dès que la pratique de l'art de guérir leur en préfente de plus sûres & de plus étendues. Etoit-il poffible, avec d'auffi foibles moyens qu'ont eu la plupart des Anatomiftes en commençant, de porter l'Anatomie auffi loin qu'elle auroit été fans doute, fi on leur eût procuré les fecours dont ils auroient eu befoin, & fi l'on eût prévenu les défertions de ceux qui l'ont abandonnée ou en totalité ou en partie, pour un état plus lucratif?

Le cinquième obftacle eft d'une autre nature que les quatre précédens, & retarde encore plus nos progrès. Il fe réduit à nous empêcher d'avoir les cadavres néceffaires à nos exercices & à notre inftruction. L'on peut dire à cet égard que, malgré la néceffité dont eft l'Anatomie, l'homme s'oppofe cependant à ce qu'on la cultive; car c'eft affurément nous empêcher de l'apprendre & de la perfectionner, que de nous priver des cadavres fans lefquels on ne fauroit avoir aucunes connoiffances anatomiques.

Arrêtons-nous un moment à cet objet capital, pour faire fentir de quelle utilité font les cadavres aux Anatomiftes, & combien il importe au Public de leur en accorder.

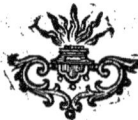

CHAPITRE IX.

Principales raifons qui engagent les Anatomiftes à fe procurer des cadavres.

Que les cadavres foient néceffaires pour apprendre l'Anatomie & la perfectionner, cela eft fi évident que l'on ne fauroit feulement en faire la queftion : mais il y a des objets relatifs à cette même queftion fur lefquels il eft effentiel de s'expliquer.

Les différentes parties qu'un Anatomifte doit examiner, pour s'élever à de nouvelles connoiffances, peuvent être confidérées dans deux états ; favoir en place tenant au refte du corps, & hors de place. Ces deux manières de les envifager ont chacune leurs avantages & leurs inconvéniens. La première fait connoître la pofition des différentes parties, les liens qui les attachent entr'elles, leurs rapports avec celles qui les avoifinent par leurs contacts, leurs vaiffeaux, leurs nerfs, le tiffu cellulaire : cette méthode en découvre auffi les formes & le volume, tandis que par la feconde, après les avoir dégagées du corps, les vaiffeaux fe vuident, l'affaiffement, la déformation fuccèdent, les parties molles s'altèrent encore par les compreffions qu'elles éprouvent fous la main de l'Anatomifte ; mais en les examinant lorfqu'elles font féparées, on les voit de plus près & fous toutes les faces ; on en peut détailler & fuivre les divers objets foit extérieurs, foit intérieurs, ce qui n'eft pas toujours poffible par la première de ces méthodes : d'où il fuit qu'il faut recourir à l'une & l'autre, toutefois avec cette attention, quand on examine l'intérieur de nos vifcères, après les avoir détachés, de ne pas prendre pour l'état naturel quelques changemens que l'on y rencontre dans certains cas, & qui ne font que l'effet des violences qu'elles ont éprouvées en les déplaçant & en les maniant.

Il réfulte de ce que nous venons de dire que les Anatomiftes ont befoin de corps entiers, lors même qu'ils n'examinent que certains objets, comme les poumons, le cœur, l'eftomac, les inteftins, le foie, la rate & les autres vifcères du bas-ventre. Il convient qu'ils y aient recours quand il s'agit de l'étude des artères, des veines, lorfqu'il faut pouffer des injections, lorfqu'il eft néceffaire de pourfuivre le fyftême lymphatique, le fyftême nerveux, le fyftême cellulaire. Cela eft de toute évidence.

Ce n'eft point à cela feul que fe bornent les avantages qu'ils retirent de l'examen de ces triftes reftes, & ce qui fuit eft de la plus grande confidération. Nous avons continuellement à Paris un certain nombre de Profeffeurs particuliers d'Anatomie. Les deux Profeffeurs en ce genre qui actuellement font les plus accrédités, peuvent avoir chacun environ 250 écoliers. Ce ne font point fimplement des Répétiteurs de ce qui eft enfeigné fur ces matières dans les écoles publiques; ce font encore des Maîtres d'autant meilleurs, que leur fortune dépend de la bonté de leur enfeignement & de la réputation bien méritée qu'ils fe procurent. Ils offrent deux autres avantages inappréciables. Ils exercent à la diffection leurs difciples, ils leur font pratiquer fur les cadavres les diverfes opérations de Chirurgie; c'eft-à-dire, qu'ils ne fe contentent point de parler à leur intelligence & à leurs oreilles, comme on fait le plus fouvent dans les écoles publiques, où la multitude ne permet guères d'en uſer autrement ; mais ils leur rendent palpables & leur font chercher eux-mêmes les objets qu'ils leur ont décrits ; enfin ils leur font exécuter les opérations qu'ils leur ont enſeignées.

Les ſciences théorico-pratiques, telles que l'Anatomie & encore plus telles que l'Anatomie & la Pathologie jointes à l'exercice de la Chirurgie opérative, ont cela d'indiſpenſable, qu'il faut, pour les bien poſſéder, réunir à la théorie cette habitude heureuſe qu'elles retirent de la pratique & de l'exercice.

L'Anatomie en particulier offre au Public cet avantage dont il jouit ſans peut-être ſoupçonner qu'il le lui doit. En familiariſant les Chirurgiens avec le ſpectacle d'abord impoſant des cadavres, du ſang, des inſtrumens, & avec les diſſections, ils feront moins troublés, quand enſuite il s'agira d'opérer ſur les malades.

Quarante Elèves inſtruits annuellement dans la théorie & dans la pratique, tant au Collége de Chirurgie de Paris que de Montpellier ; quelques autres Elèves inſtruits de même dans certains Hôpitaux, ſuffiſent à peine, en temps de guerre, au beſoin des armées ; il en faudroit un plus grand nombre également formés pour le ſervice du reſte de la Nation & de ſes Colonies : ce ne peuvent être que ces Profeſſeurs particuliers qui les exercent ; mais comment les exerceront-ils ſans les cadavres ſi néceſſaires pour cet objet ? Les obſtacles qu'ils trouvent à s'en procurer ont des effets ſi fâcheux, qu'il y a telles années, oſons le dire, où les Elèves ſe ſont retirés dans leurs Provinces ſans avoir diſſéqué. C'étoit pourtant la diſſection que ces Elèves devoient faire eux-mêmes, c'étoient les opérations ſimulées auxquelles ils auroient dû s'exercer, qui pouvoient ſeules affermir les théories qu'ils avoient priſes de leur art, & les rendre utiles à toute la Province ; & on les prive

de ce complément indifpenfable de leurs études en les rédui-
fant à l'impoffibilité d'avoir des cadavres!

Cependant quand les hommes puiffans & les gens aifés de
cette Capitale fe retirent dans leurs terres, ils fe plaignent,
comme ceux qui y demeurent toute l'année, de ce que les
Chirurgiens de Province, mais fur-tout de campagne, ne
font que médiocrement inftruits; ils partagent alors, avec
tout le refte des habitans de leur canton, les cruels inconvéniens qui réfultent de ce que l'inftruction de ces Chirurgiens
n'a pas été complettée par les diffections néceffaires. Il n'y
en a que trop d'exemples.

Ce furent ces raifons puiffantes & ces intérêts majeurs,
qui nous firent combattre l'opinion de ceux qui regardoient
l'Anatomie comme une fcience épuifée: opinion d'autant
plus redoutable pour la fociété, que fi elle fe fût éta-
blie, elle eût conduit naturellement à diminuer le nombre
déja trop petit des Anatomiftes, à augmenter celui des
obftacles qui ralentiffent les progrès d'une fcience auffi néceffaire que l'Anatomie & auffi bien-faifante, à empêcher
enfin l'effet des fecours qu'il importeroit qu'elle étendît par-
tout où il y a des hommes.

Un autre motif nous animoit encore lorfque nous nous
vîmes obligés d'entreprendre ce travail; nous avions en vue
d'autres avantages que nous fouhaitions de procurer au Public dans un point effentiel, & qui regarde la manière pleine
d'inconvéniens dont les Anatomiftes obtiennent aujourd'hui
les cadavres néceffaires à leurs exercices: fujet important qui
intéreffe la fociété en général. Nous en traitons à part dans
un fecond Mémoire réfervé pour le Miniftere.

Mais avant de finir celui-ci, qu'il nous foit permis de
remarquer,

remarquer, que quand nous avons avancé qu'il reſtoit beaucoup de recherches à faire en Anatomie, comme cela eſt en
effet, & comme tous les Anatomiſtes en conviennent,
nous n'avons point entendu diminuer le mérite des Savans
qui s'étoient occupés de ſes progrès. N'aurions-nous pas lieu
au contraire de nous étonner, de ce qu'avec ſi peu de coopérateurs, ſi peu de moyens & tant d'obſtacles à ſurmonter, les
Anatomiſtes modernes aient cependant élevé l'Anatomie au
degré où nous la voyons ? *Véſale* de Bruxelles, qui parut
vers le milieu du ſeizieme ſiécle, ſurpaſſa ce qu'avoient produit en Anatomie les Grecs, les Arabes, les Latins, ſurpaſſa
Sylvius ſous lequel il vint ſe former à Paris ; que dis-je ſe
former ? il fut le diſciple de ſon génie & de la nature. Cet
homme extraordinaire né pour triompher de tous les obſtacles,
fit au renouvellement des ſciences la conquête la plus difficile &
la plus importante ; il renverſa le préjugé qui aſſujettiſſoit aux
opinions de *Galien*, & de l'antiquité ; il pénétra juſques dans
l'homme pour en faire mieux connoître la ſtructure ; cet Anatomiſte, que le ſage *Fallope* traite de divin, mit un ordre
admirable dans ſes écrits, ce qui manquoit à ceux de
Galien; fit connoître une multitude de parties, donna ſur
d'autres des détails ignorés, détruiſit beaucoup d'erreurs, ce
qui n'eſt pas le moins difficile & le moins dangereux ; accom-
pagna ſes ſavantes deſcriptions de beaux deſſins, dont il étoit
redevable au *Titien*; répandit un grand jour ſur les os, ſur
les muſcles, ſur les ligamens, ſur les veines & les artères,
ainſi que ſur les nerfs, enfin ſur les viſcères contenus dans
la tête, dans la poitrine & dans le bas-ventre. Son immortel
ouvrage laiſſa le plan d'un vaſte édifice, en partie élevé par
lui-même, & qu'il n'y avoit plus qu'à étendre & à perfectionner.

E

Bientôt *Colombus*, de Crémone, *Fallope*, de Modène, génies lumineux & profonds, en examinèrent les diverses parties, les accrurent de leurs remarques. *Eustache*, leur compatriote, ajouta ses savantes observations aux leurs, & l'édifice s'élevoit de plus en plus. Quel siècle pour l'Anatomie! Mais à quelles causes en fût-on redevable? Le Sénat de Venise avoit eu la sagesse de s'acquérir *Vésale*, pour qu'il enseignât à Padoue; il y avoit comme naturalisé l'Anatomie. De grands hommes lui succédèrent en Italie durant plusieurs générations. Le reste de l'Europe voulut prendre part à leurs travaux & à leur gloire. Il étoit tems de se partager les objets pour les mieux approfondir. Les *Traités sur les Os*, de *Laaw*, de *Kerckringius*, *Monro*, *Chéselden*, *Albinus*, de *Bertin*, joints aux remarques de *Jean Riolan*, de *Duverney* & de *Winslow*, sur le même sujet, avancèrent cette importante partie de l'Anatomie du corps humain.

La Myologie fut perfectionnée par *Stenon*, par *Duglas*, par *Albinus* & par *Winslow*.

Les ligamens, si longtems négligés, eurent enfin un Historien dans l'illustre M. *Weitbreckt*.

Lower, *Pechlin*, *Morgagni*, *Winslow*, *Sénac*, *Lieutaud*, enchérirent sur la description du cœur, donnée par *Vésale* & par *Eustache*.

Les veines & les artères furent mieux connues de *Ruysch*. Les recherches d'*Haller* sur les artères l'auroient immortalisé, quand il n'auroit pas tant de droits à notre reconnoissance par ses autres productions.

Rudbeck & *Pecquet* se distinguèrent par la découverte d'un nouveau genre de parties. Le premier reconnut les vaisseaux lymphatiques; le second le réservoir du chyle & le canal thorachique. *Thomas Bartholin*, *Nuex*, *Guillaume Hunter*, M. *Shelden*, développèrent le fyftême lymphatique fur lequel il y a encore tant à defirer.

Le cerveau & les nerfs exercèrent la fagacité de *Willis*, de *Wieuffens*, de *Malpighi*, de *Stenon*, de *Duverney* & de *Morgagni*, dont le nom eft devenu fi célèbre par fa profonde érudition, par l'exactitude & le nombre de fes obfervations dans différentes parties de l'Anatomie.

Les travaux de ces grands hommes fur le cerveau ou fur les nerfs s'accrurent encore des découvertes de *Mekel*, de *Santorini*, de celles du célèbre M. *Camper*, du favant M. *Martin*, de l'illuftre M. *Alexandre Monro*, de l'illuftre M. *Haafius*, & du célèbre M. *Walter*. MM. *Boëhmer*, *Afch*, *Sœmmering*, fe font encore fignalés depuis dans ce genre de recherches.

Chaque organe, chaque vifcère, fut en même-temps approfondi. Que ne doit-on pas fur leur ftructure aux effotts de *Malpighi* & de *Ruyfch*? *Zinn*, en particulier, s'appliqua à l'œil; *Méry*, *Duverney* & *Walfalva*, à l'oreille, *Morgagni* à la langue & aux larynx; *Malpighi* au poumon; *Gliffon* s'occupa du foie, de l'eftomac, des inteftins; *Graaf* des organes fexfuels; & l'on eft redevable au célèbre M. Jean *Hunter* de recherches intéreffantes fur ces dernières parties dans l'enfant mâle prêt à naître.

Il n'entre point dans notre plan d'indiquer tous ceux à qui l'Anatomie eft redevable de fes progrès, cela méneroit trop loin: nous avons dû citer les Anatomiftes morts & les étrangers. Nous n'avons pas befoin de rappeler les découvertes intéreffantes & les travaux de MM. *de Laffone*, *Andouïllé*, *Antoine Petit*, *Daubenton*, *Portal*, *Sabatier*, *Vicq-d'Azyr*,

Brouffonet & *Demours*; leurs recherches font connues de l'A-
cadémie, & leurs ouvrages font entre les mains du public. Nous
remarquons feulement que l'Anatomie écrite devient elle-même
un fujet d'étude confidérable, que n'avoient point les premiers
Anatomiftes modernes; & cette étude indifpenfable augmente
aujourd'hui les difficultés de l'art en multipliant nos travaux,
& en faifant naître des doutes fur chaque objet.

CHAPITRE X.

*Récapitulation puifée dans la pratique de la grande Chi-
rurgie, qui prouve encore combien, pour fecourir
efficacement l'humanité dans les maux qui l'affligent,
l'étude de l'Anatomie eft indifpenfable.*

QUELQUES défagréables que foient les objets dont nous
nous occupons, nous n'avons pas craint de fixer trop long-
temps fur eux l'attention de l'Académie; nous connoiffons
l'efprit dont elle eft animée pour la gloire & l'avantage de
la Nation. Mais nous devons nous défier de nous-même;
nous devons prendre garde que ce penchant qui nous maîtrife,
quand nous traitons du fujet de nos études, ne nous entraîne
trop loin. Il eft difficile de fe contenir dans de juftes bornes,
lorfque l'on s'occupe de ce qui nous intéreffe le plus: & ne fe-
roit-on pas excufable de les outre-pàffer, quand on n'y eft engagé
que par l'amour de fon art & de fes devoirs, & par ce fenti-
ment intime qui rend prefque perfonnels à un homme fenfible

les dangers & les tourmens qu'il voit éprouver à ses semblables?
Quelle importance ne doit-il pas mettre à des études & à des
considérations dont l'ignorance ou l'oubli peuvent occasionner
les fautes les plus funestes?

Mais avant de nous juger, nous prions nos Confrères de vou-
loir bien nous suivre un moment encore dans les situations vio-
lentes où se trouve un Anatomiste livré à la pratique de la grande
Chirurgie ; lorsqu'il faut ouvrir un dépôt sous le crâne , dans
l'épaisseur de la substance du cerveau ; pénétrer dans la poitrine
par une ouverture au sternum; couper en travers les grosses artères du bras ; démêler ce labyrinthe de désordres qui compli-
quent la sortie de l'intestin, de l'épiploon & du mésentère dans
les opérations de hernies, &c. Combien l'Anatomie n'est-elle pas
nécessaire dans ces circonstances ? Que l'on se représente le
sang qui coule & qui nous gagne, la douleur, les cris perçans
du malade, ses efforts pour se dérober à nos instrumens, ou se
précipiter contre eux ; que l'on réfléchisse combien se roidis-
sant en ce moment contre les difficultés de l'art, la scène déchi-
rante qui l'environne, la sensibilité qui le pénètre ; le Chirurgien, plein de son objet, doit s'élever par son courage au-dessus
de l'humanité , lorsqu'il lui faut sauver un Militaire précieux à
l'État, un Magistrat respectable, un Père, un Fils, une Epouse,
qui font les délices de leur famille ; quelquefois même son
confrère & son plus fidèle ami ! Combien ne sent-il pas alors
douloureusement les limites de ses connoissances ! Et dans les
efforts de génie qu'il fait au milieu de ces positions terribles pour
reconnoître les désordres inconnus qui l'arrêtent, & prendre
un parti convenable, combien ne gémit-il pas de ce que les
dissections lui ont manqué, de ce que l'Anatomie, la Pathologie ne sont point assez protégées, de ce que les fautes qu'il est

prêt à commettre il ne les a pas plutôt commifes une infinité de fois en s'exerçant fur les cadavres !

Les Chirurgiens feuls connoiſſent ces importantes vérités ; feuls ils aſſiſtent l'humanité fouffrante dans ces fcènes touchantes. Sont-ce les parens, les amis qui offrent alors leurs fecours ? Ne fait-on pas que les parens fuient leurs parens, les amis leurs amis ; que les malades dans cette fituation cruelle ne reçoivent pour ainſi dire de confolations & d'aſſiſtance que de nous. Et que faifons-nous maintenant ſi nous ne nous occupons encore de leur en procurer ! Parce que nous avons préfents à l'efprit les entraves qui nous arrêtoient ; parce que nous ne faifons que rappeller ce que nous avons éprouvé dans les cours d'une longue pratique ; parce que nous defirerions avec ardeur que ceux qui nous fuccéderont fuſſent difpofés à fervir le public, finon avec plus de zèle & de refpeɛt, du moins avec encore plus d'avantage & de fuccès que nous n'avons pu en obtenir.

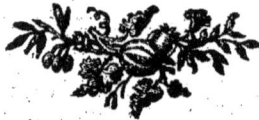

CHAPITRE XI.

Jamais les circonſtances n'ont été plus favorables pour hâter les progrès de l'Anatomie.

PARMI les circonſtances actuelles qui ſont les plus propres à accélérer les progrès de l'Anatomie, j'avoue que celle qui me frappe le plus habituellement, c'eſt la poſſeſſion où ſont mes Confrères de s'occuper par-deſſus tout, du bien général de leurs concitoyens, & même de l'humanité toute entière. A cet égard ils tiennent la même place, & doivent inſpirer la même confiance que *Stenon*, *Duverney*, *Littre*, *Méry* & les autres hommes célèbres auxquels l'Anatomie doit ſa principale gloire ; le règne ſous lequel nous vivons favoriſe encore plus les efforts de leur zèle & le développement de leurs con- noiſſances, que les règnes qui l'ont précédé. Quelles eſpérances ne devons-nous pas concevoir ſous un Roi qui ne reſpire que l'amour de la juſtice & du bien, ſous un Roi dont le cœur ouvert aux demandes juſtes & modérées, porte ſes regards ſur tout ce qui peut ſecourir ſes ſujets & illuſtrer la Nation ? Ses ordres préparent de nouveaux ſecours à l'Aſtronomie (*M*). Des Profeſſeurs célèbres ſont donnés à l'Hydrodynamique (*N*), à la Métallurgie & à la ſcience d'exploiter les mines (*O*). Des collections immenſes de machines raſſemblées à grands frais depuis plus d'un ſiècle, vont enfin être miſes ſous les yeux des Artiſtes, & contribuer à leur avancement (*P*). D'innombrables manuſcrits dans toutes les Langues, renfermés dans la Biblio- thèque Royale, ſont confiés aux ſoins de Savans chargés d'en faire le dépouillement, de les traduire & d'en enrichir le Public (*Q*). C'eft encore fous fon règne, & par fes ordres, qu'un Port immenfe eft fondé au milieu des eaux, que la mer reçoit des limites par des inventions qui honorent l'efpèce humaine (*R*). Quels bienfaits plus dignes d'un grand Roi ! quelle ame & quelle puiffance ne faut-il pas, pour opérer ce que tant de Princes fi puiffans n'ont point fait ! C'eft avec un cœur droit & fenfible qu'on démêle les befoins des hommes, & qu'en les gouvernant paifiblement, on les élève aux grandes chofes. Voilà ce que nous apprend & ce qu'exécute un Monarque de trente ans. C'eft par les foins d'un Miniftre éclairé, à qui les Sciences font redevables de faveurs fignalées *, que l'Anatomie fera protégée auprès du Souverain : puiffe-t-elle recevoir de ce digne Monarque un regard favorable, puiffe-t-elle porter autant de reconnoiffance que de refpect dans le fein de tous ceux qui recueilleront les fruits des encouragemens qu'elle en aura reçus !

(*) Voyez, touchant les fecours que les Sciences ont déja reçues de M. le Baron *de Breteuil*, les Notes (*M*) (*P*) & (*Q*).

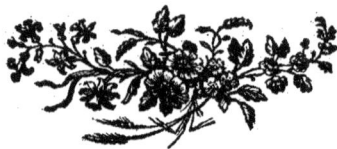

NOTES

NOTES

Relatives au Mémoire fur les obftacles aux progrès de l'Anatomie.

(*A*) *page* 4. *Winflow* aimoit à s'appuyer du fait fuivant , pour montrer que l'Anatomie éclaire fur le fiége du mal. Il fut appellé pour donner fon avis à un homme dont le col incliné , & comme renverfé , avoit attiré l'attention des gens de l'art. On appliquoit les remèdes fur le côté tendu ; le célèbre Anatomifte les fit porter fur le côté oppofé dont les mufcles fe trouvoient trop relâchés, & le malade fut guéri. La connoiffance qu'il avoit des fonctions des mufcles du col & de la tête lui valut ce trait de lumière.

(*B*) *Ibid*. Un Magiftrat me demandoit mon avis pour M. fon fils âgé de douze à treize ans. On avoit de l'inquiétude fur l'épine du dos du malade ; le haut en étoit renverfé en arriere ; le bas à la région lombaire s'enfonçoit en devant fans aucune déviation à droite ni à gauche : toutes les parties du corps d'un côté fymétrifoient par derrière avec celles de l'autre côté ; enfin le malade étoit à plomb fur fes extrémités inférieures & fur fon baffin. J'avois porté en même temps mes regards fur le ventre ; fon volume étoit confidérable, il étoit fenfiblement plus ample du côté gauche , que du côté droit , fouple & météorifé. Je conclus de ces remarques que la caufe du mal n'étoit point à l'épine, qu'elle réfidoit dans le ventre , & qu'elle dépendoit de l'eftomac , ainfi que du paquet inteftinal, trop diftendus & privés de leurs refforts. J'établis le traitement d'après ces vues ; je tournai l'alimentation & la médication vers l'emploi des fubftances toniques , je fupprimai les lavages & les relâchans.

Le lendemain le père du malade me fit part de fon inquiétude fur l'état de M. fon fils. Un homme diftingué dans l'art de guérir & juftement eftimé, le croyoit affecté du rakitis. La diverfité de nos opinions fur la nature & le fiége du mal , tourmentoit cet excellent père. Il fallut déclarer d'où j'avois tiré mes fignes pour établir les indications curatives , & pour affeoir le traitement.

Je fis voir que le ventre du malade étoit fenfiblement plus gros qu'il n'auroit dû l'être ; que l'ombilic , la ligne & la bande blanche ne le féparoient point par devant en deux côtés égaux, mais que le gauche avoit quatre travers de doigts de plus que le droit, depuis l'ombilic jufqu'aux vertèbres. Je prouvai que cet excès de volume & que cette déforma-

F

tion dépendoient de l'eftomac, dont le fond avoir acquis une ampleur confidérable : c'é-
toit lui en effet qui déjettoit le ventre & le portoit de côté ; il étoit diftendu par des vents,
les inteftins fe reffentoient de ce météorifme ; il ne fe préfentoit fous les doigts aucune
tumeur rénitente, je ne pouvois donc rapporter qu'à ce défaut de reffort & à ce météorifme le volume & la déformation de l'abdomen, ainfi que la coutbure de l'épine.

Le traitement que j'avois propofé fut adopté. On fupprima bouillons, foupes, lavages,
alimens indigeftes ; on ufa de bœuf, de mouton grillé ou rôti, de vins de Bordeaux.&
de fubftançes amères : ce qui fuffit pour faire rentrer les organes dilatés & le ventre
dans leurs juftes limites & pour redreffer l'épine. Le malade fut guéri en moins de fix.
mois.

C'eft ainfi que l'Anatomie m'empêcha de prendre le change fur le fiège & la caufe du
mal, qu'elle me garantit de l'opinion qu'en avoit conçue un homme recommandable par de
grands talens, & qui, par cela même avec plus d'afcendant fur mon efprit, auroit pu
m'entraîner & s'oppofer, fans mauvaife intention, à ce que je fecouruffe convenable-
ment le malade.

(*C*) *ibid*. C'eft pour n'avoir pas connu la route ordinaire des gros vaiffeaux, qu'en
ouvrant un dépôt dans l'arrière-bouche, un Chirurgien incifa l'artère carotide ; qu'en
emportant une glande du col, une autre perfonne coupa les principaux vaiffeaux de cette
partie. Hildanus, cent. III. page 35. C'eft ainfi qu'en extirpant une tumeur fquirrheufe
à la face interne de la cuiffe d'un Prince, on ouvrit l'artère crurale ; c'eft ainfi qu'ayant
appliqué un cauftique dans une fiftule à la cuiffe, la cautérifation portée jufqu'a l'artère,
l'ouvrit. Ces quatre malades périrent incontinent d'hémorragie. Mon intention n'eft point
d'inquiéter le Public en rapportant ces faits parmi tant d'autres que je pourrois citer, je
ne veux que le convaincre du befoin très-étendu que nous avons d'étudier l'Anatomie,
afin d'affurer notre pratique & nos opérations.

Cette fcience nous apprend encore que, dans certains cas, celles des parties du corps.
qui ont coutume d'être placées du côté droit, fe trouvent au contraire fituées du côté.
gauche, & *vice versâ*. Méry, Mémoires de l'Académie Royale des Sciences, année. 1666 ;
M. *Sue*, Mémoires des Savans étrangers, tom. 1. page 192, fourniffent des exemples de.
ces tranfpofitions, qui font plus fréquentes qu'on ne le penfe. D'où il fuit que celui qui,
en opérant, ne fe tiendroit point en garde contr'elles, ne manqueroit pas de commettre.
des fautes graves. Enfin l'étude réfléchie de l'Anatomie montre que certaines parties.
(celles qui caractérifent l'un des fexes par exemple) fe combinent quelquefois dans une
même perfonne, avec les principales parties qui caractérifent l'autre fexe ; de maniere.
qu'un individu de cette efpèce pourroit ne paffer que pour homme par des apparences.
extérieures, & avoir cependant intérieurement les parties principales de l'autre fexe ;
être fujet en conféquence ainfi que les femmes, à des effufions périodiques de fang, mais
qui fe feroient à l'extérieur par les voies qui caractérifent le fexe mâle. J'ai vu chez l'Ana-

tomifte *Verdier* des organes qui faifoient foi de ce que je rapporte. La moindre faute que l'on puiffe commettre en pareil cas, feroit de prendre pour un piffement de fang cet écoulement menftruel, & de traiter en conféquence : c'eft ce qui étoit arrivé au malade dont nous parlons.

J'ajouterai que les défordres produits par la maladie égarent encore, fi on ne fe tient pas en garde contre les fautes auxquelles ils peuvent donner occafion. *Paré*, tout habile qu'il eft, porte le biftouri dans une tumeur à la tête ; c'eft le cerveau qu'il incife, ignorant que le crâne ouvert lui avoit permis de fe prolonger jufques fous la peau. Cet autre Chirurgien dont parle *Barbette*, ouvre une tumeur herniaire fituée dans l'efpace qui eft entre les mufcles droits, comptant ouvrir une tumeur humorale. *Palfin*, tome II, page 28, édition de M. *Antoine Petit*. *Devaux*, fait mention d'une faute de même nature dans une application de cauftiques, (l'art de faire des rapports, page 170).

Le moyen de prévenir ces malheurs, eft de faciliter l'étude de l'Anatomie, afin que l'on puiffe acquérir par des diffections multipliées, des connoiffances encore plus fûres que celles des habiles gens dont nous venons de parler.

(D) *page* 11. Je me rappelle avoir vu fur un cheval expirant, à qui j'avois fait une ligature aux veines jugulaires, un vaiffeau lymphatique gros comme une moyenne plume d'oie, lequel traverfoit la joue & fe rendoit au col : j'en ai obfervé un autre encore plus gros fur la matrice d'une vache qui venoit de vêler. Ces deux circonftances me furent favorables ; qui s'en aideroit plus long-temps, au lieu de s'en tenir à des diffections de corps froids, atteindroit immanquablement à de grandes vérités. Pour fuivre toutes ces études, il faut un loifir que malheureufement nous n'avons pas eu nous-mêmes, mais que nous défirons à l'Anatomifte à recherches naturelles.

(E) *page* 12. Ceux qui ont connu le célèbre Mécanicien *Vaucanfon*, favent qu'il confultoit fréquemment la ftructure du corps humain dans le fquelette, dans la diftribution des vaiffeaux, & fur-tout dans celle des tendons & des mufcles. Je tiens de lui, qu'arrêté lorfqu'il conftruifit fon flûteur, par la difficulté de lui donner l'embouchure de la flûte, & certains coups de langues qui en modulent quelques fons, il recourut à l'Anatomie. Il en retira les éclairciffemens qu'il cherchoit, & que la feule méditation, à laquelle il s'étoit livré depuis plufieurs années, n'avoit pu lui procurer.

(F) *ibid. Bacon, de augmentis fcientiarum, lib.* 4, *cap.* 11, *pag.* 119, défiroit avec raifon que l'on s'appliquât à la recherche de ces différences, fondé fur ce que le cœur, le foie dans tous les hommes, font marqués par des caractères auffi diftinctifs que le front, le nez, &c. Mais il eft d'autres différences qui méritent une égale attention, & dont on ne s'occupe point affez. On eft trop perfuadé lorfqu'on décrit quelques fyftêmes du corps humain, comme celui des nerfs, des artères, des veines, &c. que l'on a décrit ces parties pour l'homme confidéré en général. Il refteroit à favoir fur quel nombre de fujets on les a trouvées telles qu'on les a décrites, quand il fe rencontre des diftributions différentes de ces mêmes parties, fur quel autre nombre d'individus difféqués elles fe font préfentées. Ces recherches feroient immenfes fans doute ; mais quel avantage n'en réfulteroit-il pas pour la pratique ?

(G) *page* 14. Par un endroit pourtant l'Anatomifte à recherches naturelles & l'Anatomifte à recherches pathologiques fe rapprochent ; c'eft quand une tumeur confidérable, une obftruction d'un certain volume de l'un de nos organes, ou bien une autre maladie détournent les fluides de cet organe pour les porter en plus grande quantité fur d'autres parties. Dans ces occafions, les vaiffeaux ou blancs, ou jaunes, ou rouges des parties fur lefquelles fe porte cette furabondance de fluides, deviennent plus apparens que dans l'état naturel. L'on peut profiter de ces circonftances 1°, lorfque ces maladies font confidérées en elles-mêmes pour perfectionner la Pathologie ; 2° en envifageant ces déviations de fluides qu'elles occafionnent & tout ce qui s'en fuit pour avancer l'Anatomie. Ainfi, au lieu de fuivre ces objets fans aucunes vues, il conviendroit d'en profiter quand ils fe rencontrent, & d'aller au-devant d'eux comme au-devant de préparations fournies par la Nature pour lui arracher fon fecret. C'eft ainfi que tous les défordres des corps animés, jufqu'aux monftruofités qu'on a peut-être rejettées trop légérement dans ces derniers tems, peuvent être mifes à profit.

(H) *page* 16. L'infortuné M. *Tarin*, l'une des victimes de l'Anatomie enlevé à cette fcience fans avoir encore terminé fa carriere, marchant fur les traces de *Morgagni*, avoit entrepris cette révifion fi effentielle des ouvrages des Auteurs ; de faire connoître ce qui étoit en débat, de l'éclaircir, de comparer avec la nature les defcriptions, les figures qu'ils ont données. Nous n'avons de lui fur cette matière intéreffante que ce qui regarde le cerveau ; le refte attend une main habile qui veuille s'en occuper.

(I) *page* 17. Les efforts louables de Mlle *Bihéron* qui a combiné avec les cires, des étoffes flexibles, laiffent trop à défirer aux gens de l'art. Celui de repréfenter les objets anatomiques en cire colorée n'eft cependant point à rejetter ; il eft poffible d'en tirer parti pour fixer certaines coupes, divers morceaux de Pathologie, les différentes pofitions de l'enfant dans la matrice durant la groffeffe & au moment de l'accouchement ; les progrès du développement du poulet dans l'œuf dans le cours de l'incubation, &c. C'eft de cette manière qu'*Hercole Leli* a enrichi l'Inftitut de Bologne d'une fuite précieufe de pofitions de l'enfant dans la matrice ; que M. *Pinçon*, Chirurgien Major des Cent-Suiffes, a fuivi les progrès du dévelopement du poulet, du limaçon & de la couleuvre dans des morceaux intéreffans qui font aujourd'hui en la poffeffion de Mgr le Duc de *Chartres*. C'eft ainfi qu'un Profeffeur attentif & zélé peut profiter de cet art de modeler en cire qui paroît avoir été appliqué à l'Anatomie par *Defnoues & Zumbo*, au commencement de ce fiècle.

(*K*) *ibid.* de ces coupes; j'en connois une très-belle imaginée par Thomas *Bartholin*, pour mettre en évidence les valvules des ventricules du cœur : je la tiens de M. *Winflow*; je ne la vois en aucun ouvrage; c'eft pourquoi je la rapporterai en peu de mots. Pour la faire, on commencera par enlever les graiffes qui font à la bafe du cœur, enfuite on fendra par le milieu le ventricule droit de la pointe à la bafe jufqu'aux valvules triglochines fans les intéreffer; là, & à deux à trois lignes au-deffous de ces valvules, on fend orbiculairement le ventricule, puis on défadoffe les deux oreillettes ; enfin on incife le haut de la cloifon des ventricules, de manière qu'après toutes ces fections, on découvre une valvule orbiculaire, aboutiffante par fa bafe ou fon extrémité fupérieure à l'oreillette droite, & par les tendons de fon bord inférieur au ventricule droit. Pour mettre en évidence les valvules mitrales, on fendra de même le ventricule gauche de la pointe à la bafe; parvenu à l'attache fupérieure des valvules mitrales, on coupera orbiculairement à deux lignes au-deffous de ces valvules la fubftance du ventricule gauche, puis le côté droit de l'aorte auquel aboutit de ce même côté une portion de ces valvules mitrales. Cela fait, rempliffez de coton fec & cardé les deux oreillettes, & l'on verra autour de l'ouverture inférieure de chacune d'elle une belle valvule annullaire, que prolongent une multitude de tendons terminés inférieurement à la paroi intérieure des ventricules, fans qu'aucun d'eux, ni que ces valvules aient été intéreffées en quoi que ce foit; & c'eft en cela que confifte le mérite de cette coupe.

(*L*) *page* 11. *Arifiote* & *Harvée*, fecourus dans leurs recherches par le Gouvernement de leur pays, donnèrent l'un un plus grand effor à l'Hiftoire Naturelle des Animaux, l'autre à l'Anatomie. *Alexandre*, au retour de fon expédition d'Afie, fournit au premier huit cent talents qui font un million neuf cent mille livres. (Hiftoire de l'Anatomie par M. *Portal*). Harvée fe loue de la faveur, comme de la munificence de Charles I, Roi d'Angleterre. Il me faifoit donner, dit-il, des fujets en abondance ; il me procuroit en même-temps de fréquentes occafions de difféquer, & toute la liberté de multiplier mes recherches. Celles dont il parle à cet endroit rouloient fur la génération, & exigeoient de gros animaux, comme des biches, &c. *de generatione animalium*, pag. 217.

(*M*) *pag:* 39. En 1784, le Roi, fous le miniftère de M. le Baron *de Breteüil*, a accordé 25000 liv. pour acheter de nouveaux inftrumens d'Aftronomie, & 6000 liv. de rente pour entretenir trois Obfervateurs deftinés à veiller alternativement toutes les nuits, afin de laiffer échapper le moins de faits aftronomiques qu'il fe pourroit.

(N) *ibid*. En 1775, fous l'Adminiſtration de M. *Turgot*, création d'une Chaire d'Hydrodynamique, à laquelle M. l'Abbé *Boſſut* fut nommé.

(O) *ibid*. Le Roi créa en 1777 une Chaire de Chimie Métallurgique, & y nomma M. *Sage* de l'Académie Royale des Sciences. Elle fut fondée à l'Hôtel Royal des Monnoies par Arrêt du Conſeil. Le même Prince y ajouta en 1783, ſous le miniſtère de M. *Joly de Fleury*, une Chaire d'exploitation des mines; M. *Duhamel*, habile Métallurgiſte, en fut chargé; en même temps Sa Majeſté inſtitua l'Ecole des Mines.

(P) *ibid*. Depuis 115 ans que l'Académie Royale des Sciences ſubſiſte, & que, conformément à ſon inſtitution, elle s'occupe de l'étude des Arts, elle a raſſemblé une multitude de machines, d'outils de toute eſpèce, auxquelles elle a joint toutes celles qui lui ont été léguées par feu M. *d'Onſembrai*. Cette collection devenue la plus nombreuſe en ce genre & la plus riche qu'il y ait en Europe, étoit renfermée dans des greniers où l'on ne pouvoit en jouir. La vigilante attention de M. *Tillet* l'a conſervée en bon état. Le reſpectable Académicien *Duhamel Dumonceau* avoit fait réparer à ſes frais les objets qui en avoient beſoin, eſpérant toujours qu'on obtiendroit un local pour les placer utilement. Vainement l'Académie l'avoit ſollicité, les circonſtances n'avoient jamais permis qu'on l'accordât. Il étoit réſervé à M. le Baron de *Breteüil* de les faire naître, en mettant de ſon propre mouvement cet important objet ſous les yeux de Sa Majeſté. Un vaſte logement vient d'être donné; on y raſſemblera toutes ces machines. Quels ſecours les Artiſtes & les Savans ne vont-ils pas tirer de ce bienfait? Cet établiſ-ſement, auſſi conſidérable dans ſon genre que le ſont la Bibliothèque du Roi, & les Cabinets d'Hiſtoire Naturelle, & du Jardin Royal dans le leur, ſera placé au vieux Louvre, au-deſſus des ſalles où l'Académie tient ſes ſéances.

(Q) *page* 40. C'eſt encore un bienfait du Roi accordé aux Lettres, ſous le miniſtère de M. le Baron de *Breteüil* en 1784; des Académiciens de l'Académie des Inſcriptions & Belles-Lettres ſont deſtinés à ce travail.

(R) *ibid*. Nous voulons parler des travaux de Cherbourg ordonnés par le Roi en 1784, ce qui honore tant le Miniſtère actuel; travaux dirigés par M. le Duc *d'Harcourt*, & animés par ſa préſence. Une ſuite de cônes, chacun de 150 pieds de diamètre à leur baſe, de 70 à leur ſommet, & de 60 pieds de haut, placés à 1800 toiſes en mer, depuis le Fort que l'on conſtruit à l'île Pélée, juſqu'à celui que l'on conſtruira à la pointe de Querqueville, ne laiſſera que trois paſſes aux Vaiſſeaux de guerre. Ces cônes, l'induſtrie avec laquelle on les met à flot, celle avec laquelle on les conduit du chantier où ils ſont conſtruits au lieu de leur deſtination, celle enfin avec laquelle on les dépoſe dans la place qu'ils doivent occuper, font honneur aux connoiſſances & à la ſagacité de M. de *Ceſſart*.

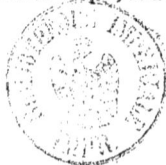

EXTRAIT

DES REGISTRES DE L'ACADÉMIE ROYALE DES SCIENCES,

Du 20 Août 1785.

L A claſſe d'Anatomie a été chargée par l'Académie de lui faire le rapport de deux Mémoires de M. Tenon, qui ont pour titres, le premier: *Obſervations ſur les obſtacles qui s'oppoſent aux progrès de l'Anatomie*; le ſecond: *Mémoire ſur les inconvéniens & les dangers qu'entraînent les exhumations des cadavres deſtinés aux Anatomiſtes.*

On reconnoît dans ces deux Mémoires les lumières & le zèle qui ont toujours dirigé les travaux de M. Tenon pour les progrès de l'Anatomie. Dans le premier M. Tenon fait un tableau des obſtacles qui ſe font toujours oppoſés, qui s'oppoſent encore à la perfection de cette ſcience. Nous penſons que ces recherches ſont propres à exciter l'émulation de tous ceux qui la cultivent; que, par conſéquent, ce Mémoire mérite l'approbation de l'Académie, & d'être imprimé ſous ſon privilége.

Le ſecond Mémoire contient un expoſé des inconvéniens qui réſultent de la manière dont on ſe procure actuellement des ſujets pour les diſſections anatomiques. L'Auteur ne ſe propoſe point de le rendre public par la voie de l'impreſſion, mais ſeulement de fixer l'attention de l'Académie, ſur les moyens de lever ces obſtacles, & de remédier aux abus qu'ils occaſionnent. Nous croyons que ce travail remplit les vues de M. Tenon; qu'il mérite de la reconnoiſſance de la part de l'Académie, & qu'il feroit à ſouhaiter que le Gouvernement voulût en prendre l'objet en conſidération.

Au Louvre, ce 20 Août 1785. *Signé* DAUBENTON, PORTAL, SABBATIER, VICQ-D'AZYR & BROUSSONET.

Je certifie le préſent extrait conforme à ſon original, & au Jugement de l'Académie. A Paris, ce 20 Août 1785.

DE FOUCHY,
Secrétaire honoraire de l'Académie,
en l'abſence de M. de Condorcet.

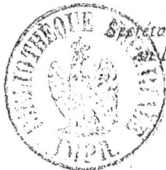

www.ingramcontent.com/pod-product-compliance
Lightning Source LLC
Chambersburg PA
CBHW071321200326

41520CB00013B/2846